48 Ricette potenti che ti aiutano a controllare la pressione arteriosa alta:

Una soluzione naturale per l'ipertensione senza pillole o medicine

Di

Joe Correa CSN

DIRITTO D'AUTORE

© 2017 Live Stronger Faster Inc.

Tutti i diritti riservati

Questa pubblicazione è stata progettata per fornire informazioni accurate e autorevoli per quanto riguarda la materia disciplinata. Viene venduto con la consapevolezza che né l'autore né l'editore si impegnano a fornire consulenza medica. Se è necessario, consultare uno specialista. Questo libro è considerato una guida e non deve essere usato in alcun modo potenzialmente dannoso per la salute. Consultare un medico prima di iniziare questo piano nutrizionale per assicurarsi che sia adatto al caso.

RINGRAZIAMENTI

Questo libro è dedicato ai miei amici e parenti che hanno avuto malattie lievi o gravi e che mi hanno permesso di trovare una soluzione e apportare le modifiche necessarie alle loro vite.

48 Ricette potenti che ti aiutano a controllare la pressione arteriosa alta:

Una soluzione naturale per l'ipertensione senza pillole o medicine

Di

Joe Correa CSN

CONTENUTI

CENNI SULL'AUTORE

Dopo anni di ricerca, credo onestamente negli effetti positivi che una corretta alimentazione può avere su tutto il corpo e sulla mente. La mia conoscenza ed esperienza mi hanno aiutato a vivere in modo più sano nel corso degli anni e ho condiviso questo metodo con la famiglia e gli amici. Quanto più si sa di mangiare e bere sano, tanto prima si vorranno cambiare gli stili di vita e le abitudini alimentari.

La nutrizione è una parte fondamentale nel processo di mantenersi in buona salute e vivere più a lungo, quindi meglio iniziare da subito. Il primo passo è il più importante e il più significativo.

INTRODUZIONE

L'ipertensione, o pressione alta, che molti specialisti chiamano "il killer silenzioso" è una condizione molto diffusa. Essa può non palesarsi per un certo periodo di tempo, ma a lungo termine provoca malattie renali, attacchi cardiaci, ictus, ecc. Non c'è da preoccuparsi, questa condizione è facilmente prevenibile e curabile, infatti, sta tutto nelle tue mani ed è tutta una questione di dieta. Le ricette presenti in questo libro sono composte da ingredienti per I quali esistono test scientifici che dimostrano la loro efficacia nell'abbassare la pressione sanguigna; sono: fagioli, broccoli, grano saraceno, peperoni rossi, latticini a basso contenuto di grassi e, in generale, cibi ricchi di calcio, Potassio e magnesio. Anche se il tuo obiettivo principale è quello di ridurre o prevenire la pressione alta, alcuni vantaggi aggiuntivi di queste ricette povere di grassi nella tua dieta possono essere: la perdita di peso, un miglioramento della salute dell'apparato digerente, e una grande energia e positività. Questo libro presenta tutti i tipi di ricette con una varietà di ingredienti come: verdura, frutta, latticini a basso contenuto di grassi, noci, cereali, e spezie. Queste ricette non contengono sale o zucchero, ma il gusto viene compensato al meglio con le spezie e tutti i tipi di dolcificanti naturali come il miele. Inutile dire che questo libro ti servirà da guida, per condurti verso il peso ideale, oltre che nel raggiungimento di una pressione controllata e normale.

48 RICETTE POTENTI CHE TI AIUTANO A CONTROLLARE LA PRESSIONE ARTERIOSA ALTA: UNA SOLUZIONE NATURALE PER L'IPERTENSIONE SENZA PILLOLE O MEDICINE

1. Focaccina di crusca d'avena con uvetta e noci

Vantaggi: Usando una farina ad alto contenuto di fibra come la crusca di avena, questa ricetta diviene particolarmente indicata per abbassare la pressione sanguigna e migliorare la salute dell'apparato digerente. L'uva passa, a condizione che sia biologica, non solo è ricca di Potassio, ma anche fornisce un ricco sapore dolce a questa sana colazione.

Ingredienti:

- 180 g di crusca di avena

- 30 ml latte magro

- 1 uovo

- 4 cucchiai di miele

- 2 cucchiai di olio di cocco (opzionale)

- 0,5 cucchiaino di lievito in polvere

- 30 g di uvetta

- 30 g di noci

Preparazione:

Sbattere insieme uovo, miele, latte e olio di cocco fuso. Incorporare crusca di avena e lievito. Versare il composto in singoli pirottini di carta per muffin. Cuocere in forno per 15 minuti a 425° F fino a doratura. Miscela per 7 muffin.

Per porzione: 182 calorie, Sodio 116 mg, Potassio 114 mg, Zuccheri 7 g

2.   Frittelle di crusca d'avena e banana

Vantaggi: la banana e la crusca di avena sono entrambe fonti incredibili di potassio. La banana e lo yogurt a basso contenuto di grassi sono la base di queste deliziose frittelle per la colazione che aiutano a perdere peso, a mantenere bassa la pressione sanguigna e ad aumentare i livelli energetici per il resto della giornata.

Ingredienti:

- 100 g di crusca di avena

- 1 banana matura

- 80 g di yogurt a basso contenuto di grassi

- 2 cucchiai di miele

- Lievito in polvere

Preparazione:

Schiacciare la banana e mescolarla con yogurt a basso contenuto di grassi e miele, incorporare crusca di avena e lievito. Versare circa 2 cucchiai della miscela e friggere in padella con olio di cocco e di oliva finché non sarà croccante su entrambi i lati. Miscela per circa 8 frittelle.

Per porzione: 66 calorie, Sodio 58 mg, Potassio 97 mg, Zuccheri 6 g

3.   Farina d'avena calda con prugne e noci miste

Vantaggi: Le prugne secche sono sempre state considerate uno dei migliori rimedi digestivi. Sono anche una buona fonte di potassio e di una varietà di minerali. Le noci sono piene di proteine, fibre e grassi essenziali.

Ingredienti:

• 100 g di avena

• 150 ml latte magro

• 50g di prugne secche a dadini

• 40 g di noci tritate, pistacchi, nocciole ecc.

Preparazione:

Portare il latte a bollore in una pentola, aggiungere le prugne tagliate a dadini e l'avena, cuocere per 8 minuti a fuoco basso, mescolando. Cospargere di cannella e noci tritate. Per 3 porzioni.

Per porzione: 270 calorie, Sodio 25 mg, Potassio 390 mg, Zuccheri 9 g

4.   Colazione dieta "Baklava"

Vantaggi: i mandarini sono pieni di flavonoidi, vitamina C, vitamina A, acido folico e potassio. Lo yogurt magro è una fonte impressionante di calcio, vitamina B-2, vitamina B-12, potassio e magnesio.

Ingredienti:

- 150 g di yogurt greco a basso contenuto di grassi

- 1 cucchiaio di miele

- 20 g di pistacchi

- 10 g di mandorle

- 1 piccolo mandarino

Preparazione:

Tritare pistacchi e mandorle, aggiungere il mandarino tagliato a dadini. Versare lo yogurt greco e il miele sopra il composto e mescolare accuratamente. Per 2 porzioni.

Per porzione: 114 calorie, Sodio 162 mg, Potassio 157 mg, 5 g di Zuccheri

5. Farina d'avena con noci, prugne e miele

Vantaggi: Le noci Pecan sono ricche di grassi insaturi sani e contengono più di 19 vitamine e minerali tra cui le vitamine A, B ed E, acido folico, calcio, magnesio, fosforo, potassio e zinco. Le prugne sono in grado di saziare per molto tempo.

Ingredienti:

- 100 g di avena

- 150 ml latte magro

- 20 g di noci tritate

- 2 prugne

- 2 cucchiai di miele

Preparazione:

Portare il latte a bollore in una pentola, aggiungere l'avena cuocere per 8 minuti a fuoco basso, mescolando. Cospargere di noci tritate e prugne tagliate a dadini. Servire con un filo di miele. Per 3 porzioni.

Per porzione: 230 calorie, Sodio 25 mg, Potassio 233 mg, Zuccheri 9 g

6.   Porridge esotico con grano saraceno

Vantaggi: Il grano saraceno è un super-alimento che è eccellente per la digestione e la pressione sanguigna. È una delle fonti di vitamina B di alta qualità, e di proteine facilmente digeribili. I kiwi sono considerati uno dei migliori frutti per abbassare la pressione sanguigna.

Ingredienti:

- 200 g di grano saraceno crudo

- 200 ml di acqua

- 150 ml latte magro

- 1 kiwi

- 30 g di melone

Preparazione:

Lasciare il grano saraceno coperto nell'acqua in ammollo per una notte. Scolare l'acqua e mettere il grano saraceno, latte, cubetti di kiwi e melone in un frullatore e mescolare bene. Per 4 porzioni.

Per porzione: 220 calorie, Sodio 23 mg, Potassio 319 mg, Zuccheri 3,5 g

7.   Ciotola estiva con frutti di bosco e yogurt

Vantaggi: Fragole, mirtilli e lamponi sono ricchi di sostanze nutritive, antiossidanti e sostanze fitochimiche che possono aiutare a prevenire il diabete e l'alta pressione sanguigna e persino alcuni tipi di cancro.

Ingredienti:

• 200 g di yogurt magro

• 50 g di mirtilli freschi

• 50 g di fragole fresche

• 50 g di lamponi freschi

• 50 g di avena

Preparazione:

Unire frutti di bosco, yogurt e avena in una ciotola e servire. Per 3 porzioni.

Per porzione: 90 calorie, Sodio 48 mg, 280 mg di Potassio, Zuccheri 7 g

8.   Frullato di prugne e nettarine

Vantaggi: Le nettarine sono molto ricche di Beta-carotene, vitamina A, vitamina C, fibre e potassio. Le prugne non contengono grassi saturi e sono piene di minerali e vitamine.

Ingredienti:

• 100 g di yogurt magro

• 150 ml latte magro

• 4 prugne mature medie

• 1 nettarina

Preparazione:

Mettere yogurt, latte, prugne sbucciate tagliate a dadini e nettarine in un frullatore. Versare nei bicchieri e servire. Per 2 porzioni.

Per porzione: 99 calorie, Sodio 69 mg, Potassio 376 mg, Zuccheri 12 g

9. Grano saraceno cremoso

Vantaggi: Questa ricetta possiede tutti i vantaggi dei super-cibi come il grano saraceno e la banana. Il latte a basso contenuto di grassi rende particolarmente dietetica questa ricetta salutare.

Ingredienti:

- 100 g di grano saraceno

- 200 ml di acqua

- 40 ml latte magro

- 1 banana

- 2 cucchiai di miele

Preparazione:

Portare l'acqua ad ebollizione in una casseruola, aggiungere il grano saraceno e cuocere a fuoco lento per 10 minuti o fino a che non assorbe tutto il liquido. Aggiungere le banane tagliate a cubetti e condire con miele. Per 4 porzioni.

Per porzione: 157 calorie, Sodio 20 mg, Potassio 218 mg, Zuccheri 9 g

10.   Mele al forno con avena e frutta secca

Vantaggi: Le mele sono estremamente ricche di importanti antiossidanti, flavonoidi, e fibre alimentari, possono contribuire a ridurre il rischio di sviluppare il cancro, l'ipertensione, il diabete e le malattie cardiache.

Ingredienti:

- 2 mele medie

- 3 cucchiai di miele

- 40 g di avena

- 30 g di noci pecan

Preparazione:

Sbucciare le mele e tagliarle a metà, togliere il torsolo e posizionarle su una teglia foderata con carta forno. Tritare le noci pecan, mescolarle con avena e cospargere le mele con il composto. Condire con miele sulla parte superiore e mettere in forno preriscaldato a 370° F per 20 minuti o fino a quando le mele sono tenere e dorate. Per 4 porzioni.

Per porzione: 179 calorie, Sodio 2 mg, Potassio 181 mg, Zuccheri 4 g

11. Insalata di quinoa con pesche al forno e frutta secca

Vantaggi: la quinoa contiene ferro, magnesio, potassio, calcio, vitamina E, e fibra. Le pesche offrono una ricca varietà di calcio, potassio, magnesio.

Ingredienti:

- 50 g di quinoa

- 150 ml di acqua

- 40 ml latte magro

- 2 pesche medie

- 40 g di pistacchi

Preparazione:

Tagliare le pesche, metterle su un vassoio, condire con miele e cuocere in forno a 400° F per circa 25 minuti. Nel frattempo cuocere la quinoa come indicato sulla confezione. Unire pistacchi tritati, pesche e quinoa, versare del latte caldo e servire subito. Per 3 porzioni.

Per porzione: 164 calorie, Sodio 80 mg, Potassio 377 mg, Zuccheri 6 g

12.   Panna cotta light con albicocche miele e noci

Vantaggi: Questo dolce cremoso magro e delicato potrebbe diventare uno dei tuoi preferiti. Le albicocche forniscono fibre, Potassio, ferro e antiossidanti.

Ingredienti:

- 200 g di yogurt magro

- 100 ml latte magro

- Estratto di vaniglia

- Gelatina o agar agar

- 1 cucchiaio di miele

- 2 piccole albicocche

- 30 g di noci

Preparazione:

Coprire la gelatina con acqua e lasciarla in ammollo per 10 minuti, nel frattempo scaldare il latte e lo yogurt in una casseruola mescolando per evitare grumi. Aggiungere 1 cucchiaio di miele per addolcire. Tagliare a cubetti le albicocche, mescolarle alle noci tritate e distribuire uniformemente la miscela tra 3 forme per muffin. Incorporare la gelatina agar e versare nelle forme. Lasciarle in un congelatore per almeno 6 ore. Cospargere con le noci tritate e condire con miele (opzionale). Per 3 porzioni.

Per porzione: 156 calorie, Sodio 63 mg, Potassio 324 mg, Zuccheri 10 g

13. Insalata di nocciole e mirtilli

Vantaggi: Questa ricetta possiede tutti i vantaggi delle prugne e dei mirtilli, così come delle nocciole. Le nocciole sono ricche di grassi insaturi, ad alto contenuto di magnesio, calcio e vitamine del gruppo B ed E.

Ingredienti:

- 150 g di mirtilli

- 4 prugne medie

- 40 g di nocciole

- Verdure a foglia verde a piacere

Preparazione:

Tagliare le prugne e le nocciole. Unire tutti gli ingredienti in una ciotola da insalata e servire. Per 2 porzioni.

Per porzione: 139 calorie, Sodio 0 mg, Potassio 221 mg, 5 g di Zuccheri

14.   Zucca al forno e insalata di carote

Vantaggi: La zucca aiuta ad abbassare la pressione sanguigna ed è estremamente utile al cuore. Le carote sono ricche di vitamina A, vitamina C, vitamina K, vitamina B8, acido pantotenico, acido folico, potassio, ferro, rame e manganese.

Ingredienti:

• 200 g di zucca

• 100 g di carote

• Formaggio feta, 100 g

• 1 cucchiaio di miele

• 30 g di pinoli

Preparazione:

Tagliare zucca e carote, condire con miele e cuocere finché sono tenere, a 400° F. Tagliare il formaggio feta a cubetti. Unire tutti gli ingredienti e servire. Per 3 porzioni.

Per porzione: 139 calorie, Sodio 0 mg, Potassio 221 mg, 5 g di Zuccheri

15. Insalata di pomodori ciliegia e melograno

Vantaggi: I pomodori ciliegia sono una buona fonte di vitamine e minerali essenziali per una buona salute. Il melograno ha dimostrato di avere proprietà di riduzione della pressione sanguigna.

Ingredienti:

- 150 g di pomodori ciliegia

- 1 melagrana media

- 1 cipolla rossa di medie

- Feta, 50 g

Preparazione:

Tagliare i pomodori ciliegia a metà, tagliare il formaggio e la cipolla e mescolare con il melograno. Irrorare con il succo di limone (opzionale) e servire. Per 3 porzioni.

Per porzione: 101 calorie, Sodio 190 mg, 16 mg di Potassio 3, Zuccheri 10 g

16.   Insalata verde con salsa di avocado cremosa

Vantaggi: I broccoli sono una buona fonte di fibra alimentare, vitamina B6, vitamina E, manganese, vitamina B1, vitamina A, potassio e calcio. Incredibilmente nutriente, l'avocado è ricco di potassio e altri minerali essenziali da avere sempre nella dieta.

Ingredienti:

- 100 g di broccoli

- 100 g di piselli

- Spinaci (a piacere)

- 0,5 avocado maturo

- 50 g di yogurt magro

Preparazione:

Far bollire i broccoli per 15 minuti e tritarli. Unire con i piselli e le foglie di spinaci fresche. Mettere la polpa di avocado e lo yogurt in un frullatore e mescolare accuratamente. Versare la salsa sulla parte superiore dell'insalata e condire con succo di limone o olio d'oliva (opzionale). Per 2 porzioni.

Per porzione: 184 calorie, Sodio 59 mg, Potassio 722 mg, 5 g di Zuccheri

17. Crocchette di patate dolci con spinaci e funghi

Vantaggi: Le patate dolci sono un'ottima fonte di vitamina A, vitamina C, manganese, rame, acido pantotenico e potassio. Gli spinaci sono ricchi di proteine, fibre, vitamine A, C, E e K, tiamina, vitamina B6, calcio, ferro, magnesio, fosforo, potassio.

Ingredienti:

- 100 g di patate dolci

- Spinaci

- 100 g di funghi

- 1 piccola cipolla rossa

- Olio d'oliva

- 60 g di farina di grano saraceno

Preparazione:

Tritare finemente la cipolla e friggerla leggermente in olio d'oliva. Tritare i funghi e aggiungerli nella padella. Friggere per 20 minuti a fuoco lento, aggiungere un po' di acqua se necessario, aggiungere le foglie di spinaci tritate finemente e friggere per altri 5 minuti. Nel frattempo far bollire la patata dolce e schiacciarla con po' di olio d'oliva. Unire funghi, patate dolci e farina di grano saraceno. Formare le polpette e friggerle in olio d'oliva fino a doratura. Per 5 polpette.

Per porzione: 111 calorie, Sodio 10 mg, Potassio 228 mg, 1 g di Zuccheri

18.   Zuppa di mais con fagioli bianchi e cavolfiore

Vantaggi: Il mais è una ricca fonte di molte vitamine e minerali. Mangiare fagioli bianchi ricchi di fibre riduce il rischio di avere il cancro e la pressione alta.

Ingredienti:

- 100 g di mais dolce

- 50 g di fagioli bianchi

- 2 patate piccole

- 100 g di cavolfiore

- 50 ml latte magro

- 1 cipolla media

Preparazione:

Pelare e spezzare grossolanamente le patate, farle bollire fino a cottura. Aggiungere il latte e lasciar raffreddare. Nel frattempo soffriggere la cipolla tritata in olio d'oliva con il cavolfiore sbriciolato per circa 15 minuti fino a doratura. In una casseruola unire le patate con il liquido, il cavolfiore, aggiungere i fagioli cotti e il mais dolce. Servire caldo. Aggiungere un po' di formaggio magro (opzionale). Per 3 porzioni.

Per porzione: 191 calorie, Sodio 29 mg, Potassio 1018 mg, Zuccheri 5.9 g

19.   Cocomero alla griglia con melograno, formaggio feta e arancio

Vantaggi: L'anguria è una fonte significativa di vitamine A, B6 e C, antiossidanti, aminoacidi e potassio. La feta fornisce vitamine e minerali nella dieta di ogni giorno.

Ingredienti:

- 100 g di anguria

- Feta, 70 g

- 1 melagrana media

- 0,5 di arancia

Preparazione:

Tagliare l'anguria (non dimenticare di togliere i semi), collocarla sul vassoio di cottura e impostare il forno sul grill (in alternativa, utilizzare un normale forno a grill), cuocere l'anguria fino a quando è un po' tenera sui lati. Tagliare il formaggio feta a cubetti e unire con arancia tagliata a dadini e melograno. Aggiungere il cocomero grigliato e servire il più presto possibile. Per 2 porzioni.

Per porzione: 157 calorie, Sodio 391 mg, Potassio 277 mg, Zuccheri 15 g

20.   Zuppa di cavolo light

Vantaggi: Le patate sono molto ricche di potassio e, se consumate con moderazione, avranno solo un impatto positivo sulla salute. Questa zuppa è estremamente leggera e ti aiuterà a perdere tutti quei chili di troppo stimolando il metabolismo.

Ingredienti:

- 100 g di cavolo

- 100 g di carote

- 1 cipolla media

- 2 patate piccole

- Prezzemolo e aneto (a piacere)

Preparazione:

Unire le carote grattugiate e la cipolla tritata in una padella e friggere per 10 minuti fino a doratura. Nel frattempo tagliare il cavolo e le patate in pezzi di medie dimensioni e far a bollire. A metà cottura (dopo circa 15 minuti) aggiungere le carote e lasciare la zuppa a cuocere a fuoco medio per altri 15-20 minuti. Aggiungere il prezzemolo tritato e l'aneto. Per 3 porzioni.

Per porzione: 101 calorie, Sodio 14 mg, Potassio 571 mg, Zuccheri 4 g

21. Zuppa di patata dolce e carote con cumino e coriandolo

Vantaggi: Questa zuppa è ricca di potassio e altri minerali utili alla pressione arteriosa.

Ingredienti:

- 1 patata media dolce

- 2 carote

- 100 g di zucca

- 1 cipolla rossa di medie dimensioni

- 100 ml di latte a basso contenuto di grassi (latte, preferibilmente di mandorle)

- Cumino (a piacere)

- Coriandolo (a piacere)

Preparazione:

Unire patate dolci, carote e zucca in una ciotola e mescolare bene. In una casseruola calda mettere 1 cucchiaio di olio d'oliva e soffriggere la cipolla tritata finché sarà tenera. Aggiungere un po' di olio d'oliva e mescolare con le verdure tagliuzzate, tutto il cumino e il coriandolo qb e mescolare bene. Versare il latte nella casseruola mescolando lentamente e lasciare a fuoco basso per 30 minuti. Spegnere il fuoco e lasciar raffreddare. Con il frullatore creare una consistenza cremosa liscia. Servire caldo, aggiungere i semi di zucca o cocco grattugiato (opzionale). Per 2 porzioni.

Per porzione: 197 calorie, Sodio 90 mg, Potassio 726 mg, Zuccheri 12 g

22.   Pizza zucca e cavolfiore

Vantaggi: Il cavolfiore è una buona fonte di vitamina C, proteine, tiamina, riboflavina, niacina, magnesio, fosforo, fibre, vitamina B6, acido folico, acido pantotenico, potassio e manganese. Goditi la tua pizza senza doverti preoccupare delle calorie.

Ingredienti:

- 100 g di cavolfiore

- 1 grossa cipolla rossa

- 50 g di zucca

- 50 g di passata di pomodoro

- Basilico (a piacere)

- 40 g farina di grano saraceno

- 1 piccolo uovo

- 40 g di formaggio magro o mozzarella

Preparazione:

Far bollire il cavolfiore per 5 minuti a fuoco medio e mettere in un frullatore. Scolare bene e diffondere su un asciugamano fino a quando non si asciuga. Sbattere un uovo e mescolarlo con la farina di grano saraceno e cavolfiore, stendendolo poi su carta da forno. Cuocere la salsa: mescolare la zucca tagliuzzata con passata di pomodoro e la cipolla tritata e cuocere a fuoco lento per 15 minuti fino a che diventa relativamente densa. Aggiungere il basilico (opzionale). Stendere la salsa sopra la crosta, aggiungere il formaggio grattugiato light o la mozzarella sulla parte superiore e cuocere in forno per 30 minuti a 425° F.

Per tutta la pizza: 377 calorie, Sodio 354 mg, Potassio 1151 mg, Zuccheri 14 g

23. Insalata light di barbabietola e arance

Vantaggi: Le barbabietole hanno un alto contenuto di immunostimolanti, vitamina C, fibre e minerali essenziali come il potassio e il manganese. Le arance sono un'ottima fonte di vitamina C, fibre, vitamina A, calcio, rame e potassio.

Ingredienti:

- 1 barbabietola media

- 1 arancia media

- 40 g di pinoli

- Spinaci

- 30 g di yogurt magro

Preparazione:

Far bollire le barbabietole e tagliarle assieme alle arance a cubetti. Mescolare tutti gli ingredienti insieme. Condire con yogurt e servire. Per 3 porzioni.

Per porzione: 143 calorie, Sodio 43 mg, Potassio 390 mg, Zuccheri 8 g

24.   Purè di patate con salsa leggera di funghi

Vantaggi: I funghi sono anche buone fonti di selenio, un minerale antiossidante, così come il rame, niacina, potassio e fosforo. Inoltre, i funghi forniscono proteine, vitamina C e ferro. In combinazione con il purè di patate creano un classico sapore cremoso.

Ingredienti:

- 2 patate medie

- 100 g di funghi

- 100 g yogurt a basso contenuto di grassi

- 30 g di formaggio magro

Preparazione:

Lavare accuratamente le patate, senza togliere la buccia. Cuocere in forno per 30 minuti o finché sono tenere a 400° F. Nel frattempo tritare grossolanamente i funghi e friggere in olio d'oliva per 20 minuti. Lasciare le patate a raffreddare, poi tagliarle a metà nel senso della lunghezza e portare via la polpa. Farne una poltiglia e mescolarla con yogurt e funghi. Farcire le patate con la miscela e con del formaggio grattugiato sulla parte superiore e cuocere per altri 5 minuti. Per 2 porzioni.

Per porzione: 143 calorie, Sodio 43 mg, Potassio 390 mg, Zuccheri 8 g

25.   Torta di funghi e carota pot

Vantaggi: Questa ricetta è un impressionante alternativa alla solita torta piena di grassi, anche se non manca di gusto e può essere un esempio impressionante di cibo "comfort".

Ingredienti:

- 100 g di funghi

- 100g carote

- 50 g di patate

- 40 g di yogurt magro

- 30 g di formaggio magro

- 1 cipolla rossa di medie dimensioni

Preparazione:

Unire carote tagliuzzate, funghi tritati e cipolla in una padella e friggere per 20 minuti a fuoco basso, aggiungendo acqua se necessario. Nel frattempo lessare le patate e farne una poltiglia con lo yogurt. Mettere i funghi sul fondo di una teglia da forno, poi coprire con la miscela di patate e aggiungere formaggio grattugiato per caramellare. Cuocere in forno per 30 minuti a 400° F. Per 2 porzioni.

Per porzione: 98 calorie, Sodio 113 mg, 115 mg di Potassio, Zuccheri 6 g

26. Insalata di avocado carota e arance

Vantaggi: Questa ricetta combina tutti i cibi migliori per abbassare la pressione sanguigna ed è molto benefica per la salute dell'apparato digerente e del cuore.

Ingredienti:

- 1 avocado maturo

- 100 g carote

- 100 g arance

- Spinaci

- Formaggio feta, 100 g

- 1 cucchiaio di miele

Preparazione:

Tagliare le carote a rondelle, condire con miele e friggere in olio d'oliva fino a doratura. Tagliare avocado, arance e formaggio feta a dadini. Unire tutti gli ingredienti e servire. Per 3 porzioni.

Per porzione: 260 calorie, Sodio 399 mg, 56 mg di Potassio 4, Zuccheri 9 g

27.   Foglie di cavolo ripiene

Vantaggi: Il riso nero, un super-alimento che sta guadagnando popolarità in questi giorni, è molto benefico per la salute del sistema immunitario ed è a basso contenuto calorico, un'ottima alternativa al riso comune. L'uvetta è una fonte impressionante di vitamine del gruppo B, ferro e potassio.

Ingredienti:

- 3 foglie di cavolo medie intere

- 100 g di riso nero

- 100 g di riso basmati

- 50 g di uvetta

- Curry in polvere (a piacere)

- Curcuma (a piacere)

Preparazione:

Far bollire le foglie di cavolo finché sono tenere. Nel frattempo cuocere entrambi i tipi di riso secondo il confezionamento. Aggiungere la polvere di curry e la curcuma, mescolare con l'uvetta e mettere il composto all'interno di ogni foglia di cavolo. Servire caldo. Per 3 porzioni.

Per porzione: 230 calorie, Sodio 9 mg, Potassio 227 mg, Zuccheri 10 g

28.   Quinoa primavera

Vantaggi: Una grande alternativa a una tradizionale pasta primavera spagnola, la quinoa è ricca di nutrienti sani, a basso contenuto di calorie e ricca di proteine.

Ingredienti:

- 100 g di quinoa

- 100 g di broccoli

- 50 g di piselli

- 100 g di pomodori ciliegia

- 1 piccola carota

Preparazione:

Tagliare tutte le verdure e metterle in una casseruola. Irrorare con l'olio di oliva e friggere per 5 minuti. Lavare accuratamente la quinoa e metterla nel tegame. Coprire con acqua e far bollire fino a quando viene assorbito tutto il liquido. Per 3 porzioni.

Per   porzione: 160 calorie,   Sodio 26 mg, 66 mg di Potassio 4, Zuccheri 3 g

29.   Melanzane al forno in salsa di pomodoro

Vantaggi: Le melanzane sono un'ottima fonte di fibra alimentare, vitamine B1 e B6, potassio e vari minerali. I pomodori sono ricchi di vitamina C, biotina, molibdeno e vitamina K, rame, potassio, manganese, fibre, vitamina A, vitamina B6, folati, niacina, vitamina E e fosforo.

Ingredienti:

- 1 melanzana media

- 2 pomodori giganti

- 1 peperone medio

- 50 g di olive

- 1 cipolla rossa di medie dimensioni

- 50 g mozzarella

- Basilico (a piacere)

- Rosmarino (a piacere)

Preparazione:

Tritare finemente la cipolla e friggerla fino a doratura, aggiungere i pomodori tritati, il peperone, le olive e le spezie. Cuocere a fuoco basso per 15 minuti. Nel frattempo affettare le melanzane e coprire con acqua fredda salata. Lasciar riposare fino a quando la salsa è pronta. Posizionare le melanzane sul fondo di una teglia da forno e coprire con la salsa. Mettere la mozzarella sulla parte superiore e cuocere in forno per 40 minuti a 400° F. Per 3 porzioni.

Per porzione: 140 calorie, Sodio 254 mg, Potassio 380 mg, 5 g di Zuccheri

30. Fagioli nani

Vantaggi: Mele, carote e pomodori: tre cibi ottimi per la perdita di peso se uniti. I fagioli nani sono una fonte impressionante di fibra e sono considerati uno dei migliori cibi sani.

Ingredienti:

- 100 g di mele

- 100 g di carote

- 1 lattina di fagioli rossi in purea

- 100 g di passata di pomodoro

- Rosmarino (a piacere)

- Origano (a piacere)

Preparazione:

Tagliare mele e carote e mescolare insieme. Unire alla miscela la purea di fagioli e il pomodoro tagliuzzato. Aggiungere il rosmarino e l'origano e cuocere per 20 minuti a 400° F. Per 3 porzioni.

Per porzione: 250 calorie, Sodio 40 mg, Potassio 1122 mg, Zuccheri 8 g

31. Cavolfiore al curry

Vantaggi: Il curry, oltre ad avere un sapore unico che si abbina bene con qualsiasi verdura, è anche un alleato del sistema immunitario. Il cavolfiore è perfetto per la perdita di peso e per il miglioramento della salute dell'apparato digerente.

Ingredienti:

- 200 g di cavolfiore

- Curry (a piacere)

- 2 cucchiai di succo di limone

- Coriandolo (a piacere)

Preparazione:

Tritare grossolanamente il cavolfiore, irrorare con il succo di limone, aggiungere polvere di curry e coriandolo e cuocere per 20 minuti a 400° F. Per 2 porzioni.

Per porzione: 110 calorie, Sodio 33 mg, Potassio 380 mg, Zuccheri 2 g

32.   Fagioli e polpette di zucchine

Vantaggi: Le zucchine hanno un alto contenuto di vitamina   A, magnesio, acido folico, potassio, rame, e proteine. La farina di grano saraceno è una grande sostituzione della farina di grano, è a basso contenuto di calorie e anche benefica per la salute.

Ingredienti:

- 1 zucchina media

- 1 lattina di fagioli neri

- 1 cipolla rossa media

- Peperoncino (a piacere)

- Cumino (a piacere)

- 50 g di farina di grano saraceno

Preparazione:

Tritare grossolanamente la cipolla e soffriggere in olio d'oliva fino a doratura, aggiungere polvere di peperoncino e cumino. Tagliare le zucchine e metterle in un frullatore con fagioli e cipolla. Mescolare bene, aggiungere la farina e formare delle polpette. Friggere su entrambi i lati finché non saranno croccanti. Per 6 polpette.

Per porzione: 151 calorie, Sodio 7 mg, Potassio 460 mg, Zuccheri 2 g

33. Patate al forno con polenta e rosmarino

Vantaggi: La polenta è un carboidrato ricco di vitamina A e C, ma ha anche vantaggi come la prevenzione del cancro e delle malattie cardiache.

Ingredienti:

• 4 piccole patate

• 50 g polenta

• Rosmarino

• 50 g di yogurt magro

Preparazione:

Lavare accuratamente la buccia delle patate. Rivestirle con polenta, yogurt e rosmarino. Coprire le patate con il condimento e cuocere in forno per 30 minuti a 400° F. Per 4 porzioni.

Per porzione: 89 calorie, Sodio 12 mg, Potassio 233 mg, Zuccheri 1,5 g

34.   Insalata di avocado, patata dolce e fagioli

Vantaggi: Questa ricetta è la migliore opzione se sei alla ricerca di qualcosa di ricco di proteine e fibre.

Ingredienti:

- 1 patata media dolce

- 1 avocado maturo

- 1 lattina di fagioli neri

- 1 cucchiaio di succo di limone

- Coriandolo

- Prezzemolo

Preparazione:

Pelare le patate dolci e tagliarle a dadini. Cuocerle finché sono tenere. Nel frattempo mescolare avocado, fagioli, coriandolo e prezzemolo. Aggiungere la patata dolce, mescolare bene. Irrorare con il succo di limone e servire un po' caldo. Per 3 porzioni.

Per porzione: 172 calorie, Sodio 19 mg, Potassio 512 mg, Zuccheri 3 g

35. Riso piccante con carote

Vantaggi: Questa ricetta a basso contenuto di grassi è l'opzione migliore per impressionare i tuoi parenti e amici. Gli anacardi aggiungono un sacco di vantaggi ad esso: essi sono ricchi di rame, manganese, magnesio, fosforo, ferro, selenio, vitamina B6.

Ingredienti:

- 100 g di riso integrale o riso nero

- 2 piccole carote

- 1 cipolla rossa media

- 1 pomodoro medio

- 30 g di anacardi

- Cannella

- Coriandolo

Preparazione:

Tritare cipolla, pomodoro, sminuzzare le carote, aggiungere cannella e coriandolo e friggere per 15 minuti a fuoco lento. Nel frattempo cuocere il riso come indicato sulla confezione. Unire salsa di verdure, riso e anacardi sbriciolati. Servite subito. Per 4 porzioni.

Per porzione: 160 calorie, Sodio 22 mg, Potassio 302 mg, Zuccheri 3 g

36.   Ananas, mais e curry con quinoa

Vantaggi: L'ananas è una fonte impressionante di potassio, rame, manganese, calcio, magnesio, vitamina C, beta-carotene, tiamina, B6 e folati. Il mais è destinato sicuramente a diventare uno dei tuoi cibi dolci preferiti all'interno della tua nuova dieta sana.

Ingredienti:

- 80 g di quinoa

- 100 g di ananas

- 1 lattina di mais dolce

- Curry in polvere

Preparazione:

Cuocere la quinoa secondo la confezione. Tritare ananas, mais e aggiungere polvere di curry. Unire la miscela con la quinoa cotta e servire freddo. Per 3 porzioni.

Per porzione: 156 calorie, Sodio 2 mg, Potassio 306 mg, 5 g di Zuccheri

37. Zucchine al forno con funghi e pinoli

Vantaggi: I pinoli contengono sostanze nutritive che regalano energia pura, sono anche una buona fonte di magnesio.

Ingredienti:

- 1 zucchina media

- 100 g di funghi

- 40 g di pinoli

- 2 cucchiai di olio d'oliva

- 1 cucchiaio di aglio in polvere

Preparazione:

Tagliare le zucchine a rondelle, a dadi le cipolle, aggiungere l'aglio in polvere e i pinoli. Condire con olio d'oliva e infornare per 30 minuti a 375° F. Per 3 porzioni.

Per porzione: 197 calorie, Sodio 9 mg, Potassio 388 mg, Zuccheri 3 g

38. Budino di patate dolci con noci miste

Vantaggi: La patata dolce è ricca di proteine e ha un gusto impressionante che va bene sia nelle ricette dolci che salate. Le noci sono ricche di potassio e magnesio, minerali essenziali per abbassare la pressione sanguigna alta.

Ingredienti:

- 1 patata media dolce

- Latte di cocco, 1 tazza (o latte magro)

- 1 cucchiaio di miele

- 50 g di noci miste (noci, pistacchi, nocciole, ecc.)

Preparazione:

Far bollire la patata dolce e metterla in un frullatore, versarla nel latte di cocco e miele. Aggiungere noci miste e mescolare bene. Distribuire la miscela in 3 tazze separate e lasciare in un congelatore durante la notte.

Per porzione: 208 calorie, Sodio 162 mg, 16 mg di Potassio 4, Zuccheri 12 g

39.   Focaccia di cipollotto e grano saraceno

Vantaggi: Il cipollotto è ad alto contenuto di vitamina C, vitamina B2, tiamina, vitamina A, vitamina K, rame, fosforo, magnesio, potassio, cromo, manganese e fibre. Esso migliora il sistema immunitario e aiuta a prevenire malattie multiple come quelle cardiache.

Ingredienti:

* 30 g di cipollotto

* 50 g di farina di grano saraceno

* 1 uovo

* Coriandolo

* Prezzemolo

* Aneto

Preparazione:

Tritare finemente il cipollotto, mescolarlo con coriandolo, prezzemolo e aneto. Mescolare 1 uovo con la farina di grano saraceno e la cipolla. Friggere su entrambi i lati. Per 4 piccole focacce.

Per porzione: 60 calorie, Sodio 18 mg, Potassio 108 mg, Zuccheri 0.6 g

40.   Risotto con ciliegie, mirtilli e cocco

Vantaggi: Le ciliegie contengono fibre, vitamina C, carotenoidi, che aiutano a prevenire il cancro o l'ictus e sono anche molto buone per la perdita di peso. I mirtilli sono una buona fonte di vitamina C, fibre, manganese, vitamina E, vitamina K, rame e acido pantotenico.

Ingredienti:

•   100 g di riso

•   100 ml di latte a basso contenuto di grassi o latte di cocco

•   50 g di ciliegie

•   30 g di mirtilli rossi canditi

•   Cocco grattugiato (a piacere)

•   Scaglie di mandorle (facoltative)

•   2 cucchiai di miele

Preparazione:

Portare il latte ad ebollizione e aggiungere il riso mescolando continuamente. Cuocere il riso a fuoco basso fino a quando il composto assomiglia al porridge. Aggiungere i frutti di bosco e il miele. Mescolare bene. Cospargere con cocco grattugiato e scaglie di mandorle. Per 3 porzioni.

Per porzione: 198 calorie, Sodio 20 mg, Potassio 115 mg, Zuccheri 14 g

41.   Zuppa di sedano e mele

Vantaggi: Il sedano è molto ricco di vitamina K, folati, vitamina A, potassio, vitamina C e D e fibra. Questa zuppa è a basso contenuto di calorie e grassi.

Ingredienti:

- 100 g di sedano

- 2 mele medie

- 100 ml di brodo vegetale

- 1 cipolla media

- 2 cucchiai di olio d'oliva

Preparazione:

Scaldare l'olio d'oliva in una casseruola media, aggiungere la cipolla finemente tritata e friggere fino a doratura. Aggiungere la mela grattugiata e il sedano. Versare il brodo vegetale e 50 ml di acqua. Cuocere a fuoco basso per 30 minuti. Per 3 porzioni.

Per porzione: 163 calorie, Sodio 29 mg, Potassio 270 mg, Zuccheri 15 g

42.   Zuppa di barbabietole e carote

Vantaggi: Le barbabietole sono in grado di migliorare la digestione e rendere pressione sanguigna più bassa. Questa zuppa è piena di verdure di base a prezzi accessibili che stanno molto bene insieme e sono essenziali per la perdita di peso.

Ingredienti:

* 1 barbabietola media

* 2 carote medie

* 1 patata gigante

* 100 ml di brodo vegetale

* 1 piccola zucchina

* 1 pomodoro medio

Preparazione:

Lavare accuratamente e sbucciare barbabietole, carote, zucchine e patate. Aggiungere i pomodori tritati e coprire con brodo vegetale e 200 ml di acqua. Portare a ebollizione e lasciar cuocere per 40 minuti a fuoco basso. Servire caldo. Per 4 porzioni.

Per porzione: 74 calorie, Sodio 61 mg, Potassio 556 mg, Zuccheri 7 g

43.   Grano saraceno e pomodoro

Vantaggi: Il grano saraceno e la salsa di pomodoro creano un ottimo piatto dal sapore unico Medio-Orientale.

Ingredienti:

- 150 g di passata di pomodoro

- 2 piccole uova

- 50 g di grano saraceno

- 1 cipolla rossa media

- Prezzemolo

- Aneto

- Cumino

- Paprica

Preparazione:

Tritare grossolanamente la cipolla e soffriggerla in olio d'oliva fino a doratura, aggiungere la passata di pomodoro e lasciar cuocere a fuoco basso per 10 minuti, aggiungendo a poco a poco le spezie. Rompere 2 uova nella salsa e mescolare. Coprire con un coperchio e lasciare sul fuoco fino a quando le uova sono pronte. Nel frattempo cuocere il grano saraceno in acqua leggermente salata a seconda della confezione. Servire in due piatti. Per 2 porzioni.

Per porzione: 103 calorie, Sodio 75 mg, Potassio 459 mg, Zuccheri 6 g

44.   Verdure cotte estive

Vantaggi: I peperoni e i pomodorini sono ricchi di nutrienti sani, sono anti-cancro e abbassano la pressione sanguigna.

Ingredienti:

- 100 g di pomodori ciliegia

- 100 g di pomodorini gialli

- 2 cipolle rosse medie

- 1 piccolo peperone giallo

Preparazione:

Tagliare le cipolle a pezzi grossi, tagliare il peperone e i pomodori ciliegia a metà. Mescolare insieme e condire con olio d'oliva. Cuocere in forno per 30 minuti a 400° F. Per 3 porzioni.

Per porzione: 49 calorie, Sodio 7 mg, Potassio 317 mg, Zuccheri 6 g

45. Lenticchie spinaci e broccoli

Vantaggi: La combinazione di broccoli e spinaci con le lenticchie è sicuramente una buona scelta. Le lenticchie sono una fonte eccellente di molibdeno, acido folico, fibre alimentari, rame, fosforo, manganese, ferro, proteine, vitamina B1, acido pantotenico, zinco, potassio e vitamina B6.

Ingredienti:

• 100 g di broccoli

• Foglie di spinaci freschi

• 50 g di lenticchie rosse

• 30 g di formaggio magro

Preparazione:

Tagliare le foglie di spinaci, i broccoli, aggiungere le lenticchie. Mettere la miscela in una casseruola, coprire con acqua. Cuocere a fuoco basso fino a quando tutto il liquido è incorporato e le lenticchie sono pronte. Cospargere con il formaggio grattugiato light. Per 2 porzioni.

Per porzione: 132 calorie, Sodio 114 mg, Potassio 435 mg, Zuccheri 1 g

46. Pesto di pistacchi e avocado

Vantaggi: I pistacchi contengono nutrienti come carboidrati, proteine, grassi, fibra, fosforo, potassio, tiamina, vitamina B-6, beta-carotene, calcio, ferro, magnesio, ecc. Questo pesto può sicuramente essere un'ottima fonte sana di proteine.

Ingredienti:

- 1 avocado maturo

- 30 g di foglie di basilico

- 40 g di pistacchi

- 2 cucchiai di olio d'oliva

Preparazione:

Frullare tutti gli ingredienti insieme. Servire con patate o sul pane tostato.

In totale (300g): 870 calorie, Sodio 277 mg, Potassio 1477 mg, Zuccheri 4 g

47. Macedonia estiva

Vantaggi: Mele, meloni, mirtilli e kiwi sono tutte fonti incredibili di potassio e altri nutrienti sani essenziali.

Ingredienti:

- 3 mele medie

- 100 g di mirtilli

- 2 kiwi maturi

- 150 g di melone

Preparazione:

Tagliare tutti gli ingredienti e mescolarli insieme. Per 5 porzioni.

Per porzione: 97 calorie, Sodio 7 mg, Potassio 307 mg, Zuccheri 18 g

48.   Muesli di grano saraceno e lenticchie

Vantaggi: Invece di utilizzare il muesli confezionato pieno di zuccheri, prepara questo semplice muesli sano in casa. E non manca di sapore anche se è molto più benefico per la salute.

Ingredienti:

•   50 g di grano saraceno

•   50 g di lenticchie rosse

•   30 g di cocco tagliuzzato

•   100 g di noci miste

•   200 ml di latte a basso contenuto di grassi (o latte di mandorla)

Preparazione:

Cuocere il grano saraceno e le lenticchie secondo la confezione. Mescolare insieme e stendere su carta da forno in uno strato uniforme. Cuocere in forno per 30 minuti a 400° F. Aggiungere le noci e il cocco. Versare il latte e servire. Per 4 porzioni.

Per porzione: 246 calorie, Sodio 101 mg ,Potassio 359 mg, Zuccheri 5 g

ALTRI TITOLI DELL'AUTORE

70 Ricette efficaci per prevenire e risolvere i tuoi problemi di sovrappeso: brucia calorie velocemente utilizzando una dieta corretta e un'alimentazione intelligente

Di
Joe Correa CSN

48 Ricette per eliminare l'acne: Il percorso veloce e naturale per eliminare i tuoi problemi di acne in 10 giorni o meno!

Di
Joe Correa CSN

41 Ricette per la prevenzione dell'Alzheimer: riduci il rischio di sviluppare l'Alzheimer in modo naturale!

Di
Joe Correa CSN

70 Ricette efficaci contro il tumore alla mammella: previeni e combatti il cancro al seno con una nutrizione intelligente e gli alimenti corretti

Di
Joe Correa CSN

www.ingramcontent.com/pod-product-compliance
Lightning Source LLC
Chambersburg PA
CBHW051037030426
42336CB00015B/2919